AF315189

UTILITÉ

DE LA

MÉDICATION ANTIPYRÉTIQUE

(Kaïrine, Antipyrine, Thalline)

Par le Dr HENRI DESPLATS,

Professeur de clinique médicale à la Faculté libre de Médecine de Lille,
Médecin de l'hôpital de la Charité.

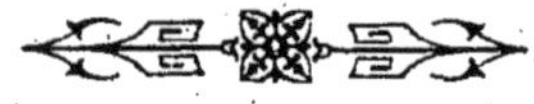

LILLE,

AU BUREAU DU *JOURNAL DES SCIENCES MÉDICALES.*

56, RUE DU PORT.

—

1886

PUBLICATIONS DE L'AUTEUR

SUR LA MÉDICATION ANTIPYRÉTIQUE.

1° De l'acide phénique considéré comme agent antipyrétique. — 1ᵉʳ mémoire lu à l'Académie de médecine le 8 septembre 1880.

2° Id. — 2ᵉ mémoire communiqué le 30 novembre. (*Gazette hebdomadaire* et *Journal des Sciences médicales de Lille.*)

3° Acide phénique et bains froids : réponse à M. Glénard. (*Journal des Sciences méd.*, 1881.)

4° Lavages phéniqués intra-utérins. (*Ibid.*, 1881.)

5° De l'acide phénique appliqué au traitement de la fièvre : réponse à M. Raymond. (*Gazette médicale de Paris* et *Journal des Sciences méd.*, 1881.)

6° Salicylate de soude et Albuminurie. (*Journal des Sciences méd.*, 1882.)

7° Action comparée de l'acide phénique, du salicylate de soude et de la résorcine ; mémoire présenté à la Société médicale des hôpitaux. (*Union médicale* et *Journal des Sciences méd.*, 1882.)

8° Traitement de la fièvre typhoïde par l'acide phénique. (*Bulletin de thérapeutique* et *Journal des Sciences méd.*, 1882.)

9° Application du salicylate de bismuth au traitement de la fièvre typhoïde. (*Bulletin de thérapeutique* et *Journal des Sciences méd.*, 1883.)

TRAVAUX DE MES ÉLÈVES :

De l'action de l'acide phénique sur les fébricitants. Dʳ Van Oye. Paris, 1881.

Traitement de la fièvre typhoïde par l'acide phénique. Dʳ Macquart. Lille, 1882.

Salicylate de soude. Dʳ Bels. 1882.

UTILITÉ

DE LA

MÉDICATION ANTIPYRÉTIQUE

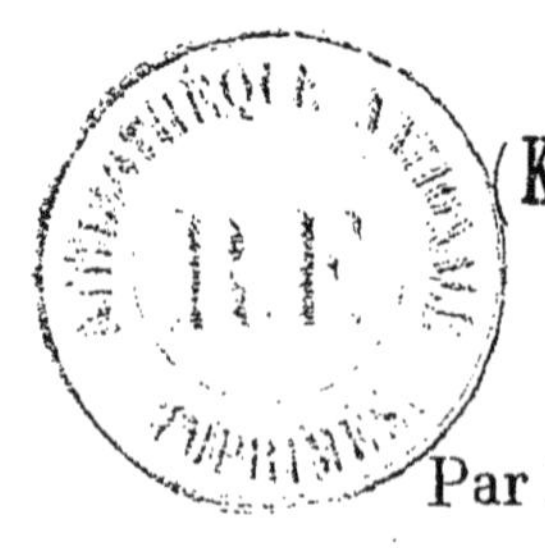

(Kaïrine, Antipyrine, Thalline)

Par le Dr HENRI DESPLATS,

Professeur de clinique médicale à la Faculté libre de Médecine de Lille,
Médecin de l'hôpital de la Charité.

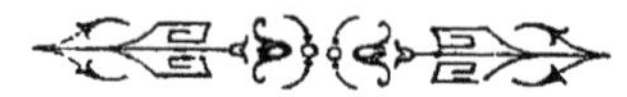

LILLE,

AU BUREAU DU *JOURNAL DES SCIENCES MÉDICALES*,

56, RUE DU PORT.

———

1886.

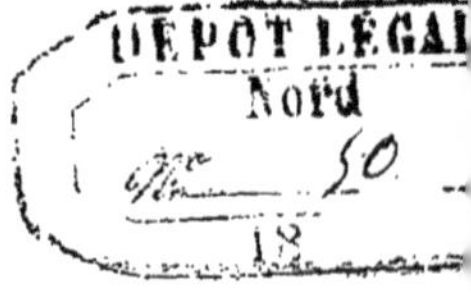

UTILITÉ

DE LA

MÉDICATION ANTIPYRÉTIQUE

— KAÏRINE, ANTIPYRINE, THALLINE —

Depuis les premiers travaux publiés par moi sur divers anti-pyrétiques, particulièrement sur l'acide phénique et les composés salicylés, la thérapeutique s'est enrichie de plusieurs produits, dont l'action est analogue sinon supérieure. Les découvertes vont même si vite dans cette voie que quelques-uns de ces produits, cédant la place à d'autres aussi actifs et plus faciles à manier, sont déjà abandonnés. Je les ai tous employés, à mesure qu'ils étaient annoncés, et, les comparant à ceux que je connaissais déjà, j'ai cherché à me faire une opinion, que je désire exposer.

Dès 1880 je fus le premier à démontrer que l'action anti-pyrétique immédiate obtenue par les bains froids, peut être produite par l'acide phénique, administré à doses suffisantes, chez les fébricitants de tout âge et quelle que soit leur maladie. Pour mettre le fait en évidence, il suffit de suivre les varia-

---

(1) Mémoire lu à la *Société des Sciences medicales de Lille.*

tions de la température et des autres symptômes fébriles immédiatement après l'administration du médicament.

10, 15, 20 minutes après son introduction par la bouche, le rectum ou le tissu cellulaire, la peau rougit et la sueur commence. En même temps la température s'abaisse de 1, 2, 3 degrés, et les autres phénomènes fébriles s'amendent. Cette nouvelle méthode d'observation, adoptée depuis partout, me permit de rapprocher l'année suivante, de l'acide phénique, l'acide salicylique, le salicylate de soude, le salicylate de bismuth et la résorcine. Depuis elle a été appliquée, par d'autres observateurs, à l'étude de la kaïrine, de l'antipyrine et de la thalline. J'ai expérimenté moi-même ces trois médicaments et le présent travail a pour but de faire connaître les résultats que j'ai obtenus.

La kaïrine, l'antipyrine et la thalline ont cela de commun qu'elles ont été découvertes, accidentellement, en Allemagne. Dans les laboratoires de ce pays les chimistes sont à la recherche d'un moyen de produire par synthèse le sulfate de quinine, et c'est dans le cours de leurs recherches qu'ils ont découvert, Fischer, de Munich, la kaïrine ; Knorr, de Munich, l'antipyrine ; Skraup, à Vienne, la thalline. Les deux premières ont été expérimentées, pour la première fois, par Filehne, d'Élängen, et la dernière par le prof. de Jacksh, de Vienne. En France la kaïrine a été surtout étudiée par Hallopeau, et l'antipyrine par Huchard et ses élèves. La thalline n'a encore donné lieu qu'à de courtes notes, qui ne méritent pas le nom d'études. Je signalerai seulement une note de Huchard, une leçon du prof. Jaccoud et une mention de Dujardin-Beaumetz, qui a étudié la médication antipyrétique et ses agents dans de récentes leçons.

KAÏRINE.

Des trois agents que je veux étudier, la kaïrine fut découverte la première. Sa formule est $C^2 H^0 NO$. Son action sur la température et les autres phénomènes fébriles est des plus manifestes. 0^{gr}·30 à 1 gr. du médicament produisent un abaissement de $\frac{1}{2}$ degré à 1 degré. De nouvelles doses, administrées d'heure en heure, font encore descendre la température jusqu'à la normale et au dessous. La respiration et le pouls sont ralentis, les sueurs abondantes. Les urines prennent une coloration verte et ne contiennent pas d'albumine. Malheureusement cet abaissement ne se maintient pas et l'ascension de la température est marquée par un violent frisson.

Filehne et Hallopeau ont pu, grâce à l'administration persévérante du chlorhydrate de kaïrine, maintenir la température des pneumoniques à la normale pendant toute la durée de la maladie. J'ai moi-même vérifié l'exactitude du fait et il m'a été possible, chez un malade atteint de fièvre intermittente, en intervenant au moment du frisson initial de l'accès, de maintenir la température à la normale et au dessous pendant toute sa durée. L'action antipyrétique n'est donc pas douteuse ; elle a été notée par tous les observateurs. Elle est même très prompte et je ne puis la comparer qu'à celle de l'acide phénique. Il est regrettable, comme je le disais plus haut, qu'elle soit de courte durée et que la nouvelle ascension soit marquée par un frisson violent, ce qui a jusqu'ici effrayé beaucoup d'observateurs.

L'emploi de la kaïrine a un autre inconvénient, reproché aussi à l'acide phénique : c'est que le résultat poursuivi peut être dépassé. La température ne s'abaisse pas seulement jusqu'à la normale ; elle peut descendre de plusieurs degrés au dessous et, alors, l'hypothermie s'accompagne de phénomènes décrits sous le nom de collapsus. Si nous ajoutons à cela que les auteurs s'accordent pour reconnaître que la kaïrine ne modifie pas l'évolution des fièvres, on comprendra qu'elle ne soit pas définitivement entrée dans la thérapeutique courante ; surtout si l'on ajoute que celui qui, le premier, l'avait prônée, Filehne, proposait, quelques mois après, au monde médical un nouveau produit, d'administration plus facile, ayant les mêmes avantages et ne présentant pas les mêmes inconvénients. J'ai nommé l'antipyrine.

ANTIPYRINE.

L'antipyrine fut découverte au commencement de 1884 par Knorr, d'Erlängen, et expérimentée, pour la première fois, par Filehne. Sa formule est $C^{10} H^{10} az^2 O$. Très soluble dans l'eau, elle est facilement administrée en solution et en cachets et peut être donnée à des doses relativement élevées. Sa posologie a déjà varié et, selon les observateurs, c'est à la dose de 5 et 6 grammes qu'on l'administre ou à la dose de 1 à 2 gr. A l'exemple de Filehne, les Allemands emploient en général de hautes doses, tandis que, depuis les travaux de Huchard, les Français sont beaucoup plus modérés. J'ai eu recours aux deux et je puis dire que les deux modes d'administration ont leur raison d'être. Tandis que dans les pyrexies, particulièrement la fièvre typhoïde et la variole, et les phlegmasies comme la pneumonie, la lutte contre l'élévation thermique réclame de hautes doses, dans la fièvre hectique des phtisiques de faibles doses suffisent souvent. C'est ainsi qu'à l'exemple de Huchard, j'ai souvent donné avec succès $0^{gr}.50$ à 2 gr. en 3 ou 4 paquets, chez des phtisiques en proie à la fièvre, et que, d'autres fois, j'ai dû donner 4 et 5 grammes chez des typhiques.

L'abaissement de la température s'obtient, m'a-t-il semblé, un peu moins vite qu'avec les autres agents antipyrétiques ; mais, par contre, il est plus persistant. Au lieu de durer seulement deux ou trois heures, il dure souvent cinq et six heures et même jusqu'au lendemain, lorsque l'abaissement a été obtenu le soir. C'est là un grand avantage qui suffirait à lui seul pour mériter à l'antipyrine la faveur des cliniciens.

L'antipyrine agit en provoquant d'abondantes sueurs comme les composés phéniqués et salicylés et comme la kaïrine. C'est là un véritable inconvénient qui fait souvent renoncer à son administration lorsqu'il s'agit de sujets affaiblis, naturellement disposés aux sueurs profuses. Un moment on avait espéré que l'atropine ou l'agaricine administrées peu avant l'antipyrine supprimeraient les sueurs ; mais cet espoir n'a pas été confirmé, de sorte que nous n'avons aujourd'hui d'autre moyen d'éviter les sueurs ou de les amoindrir, que de donner des doses fractionnées.

L'antipyrine s'élimine par les urines, et cette élimination est facilement reconnue à l'aide du perchlorure de fer qui donne lieu à une coloration rouge pourpre dans les urines qui en contiennent.

On n'a guère signalé d'autre inconvénient que les sueurs ; l'hypothermie, si elle se produit, est très rare.

THALLINE.

La thalline, venue la dernière à la fin de 1884, fut découverte par Skraup et expérimentée par Jacksh, de Vienne. Sa formule est $C^{12} H^{13} NO$. Elle a été beaucoup moins étudiée en France que l'antipyrine ; cependant elle a fourni la matière de plusieurs notes et, tout récemment, elle a donné l'occasion au prof. Jaccoud de condamner en bloc tous les agents antipyrétiques, comme inutiles et comme dangereux. Si je ne partage pas l'opinion du professeur de Paris au sujet des dangers de l'antipyrèse, je suis entièrement de son avis lorsqu'il affirme que, de tous les antithermiques, la thalline est le plus efficace à faible dose. C'est en effet aux doses de 0,20 et 0,25 que la thalline est active ; aussi n'est-il pas surprenant que Jaccoud ayant, au début de ses expériences, administré 1 gr. en une fois à un de ses malades, ait vu sa température s'abaisser graduellement jusqu'à 32°5 J'ai obtenu, pour mon compte, des effets sensibles avec 10 et 15 centigrammes.

L'administration est des plus faciles. Elle se fait en solution dans un liquide quelconque, ou dans un pain à chanter qu'on fait immédiatement suivre d'une petite quantité de boisson.

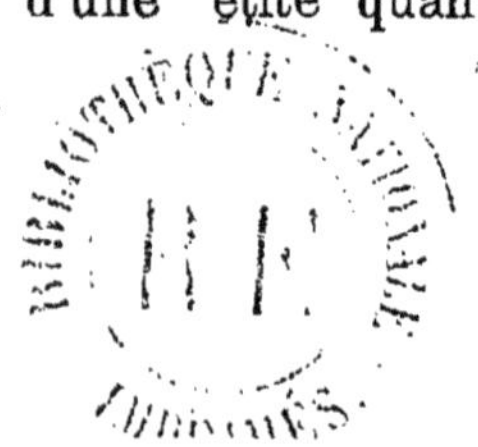

pour dissoudre. Les effets locaux sont nuls ou presque nuls, et c'est à peine si j'ai noté deux ou trois fois quelques nausées. Comme avec les autres antipyrétiques, il y a d'abondantes sueurs que rien ne peut prévenir, sauf la diminution des doses. (1)

Je l'ai administrée à des typhiques, à des varioleux, à des phtisiques, à des pneumoniques, etc., et toujours avec les meilleurs effets. Je ne crains donc pas d'en conseiller l'emploi, malgré les anathèmes un peu légèrement portés contre elle. On a dit, en effet, en s'appuyant sur des expériences bien peu probantes, — et, depuis, cela a été répété, — que, tandis que d'autres antipyrétiques modèrent la température en agissant sur le système nerveux, la thalline diminue le pouvoir respiratoire du sang en dissolvant l'hémoglobine. Ce fait est loin d'être prouvé et il me faudra, pour l'admettre, autre chose que les affirmations produites, dans une note récente, à la Société de biologie. Si je m'en rapporte à l'expérience clinique, qui est jusqu'ici notre meilleur guide, je puis dire que la thalline est bien tolérée et que des malades ont pu prendre, sans en éprouver aucun inconvénient, deux paquets de 20 centigrammes par jour pendant une et deux semaines.

Il y aurait lieu de rechercher, aujourd'hui que nous possédons de nombreux agents ayant la même action, si chacun d'eux n'a pas des indications spéciales et s'il ne faut pas, suivant la maladie et suivant le malade, donner la préférence à l'un sur les autres. Cette étude, d'une si haute importance, ne peut encore être faite à cause de notre expérience trop récente. Je ne l'aborderai donc pas ; mais je veux dire mon sentiment sur une question soulevée dans la presse et portée, il y a quelques jours, devant l'Académie par le prof. Jaccoud. Rendant compte des effets antithermiques produits par la

---

(1) J'ai cependant observé plusieurs fois et j'observe en ce moment un malade atteint d'érysipèle de la face et du cuir chevelu, chez lesquels l'abaissement de la température s'est produit sans sueurs.

thalline, ce maître éminent s'est demandé si les agents de la médication antipyrétique constituent une acquisition réelle pour la thérapeutique médicale, et il a répondu par la négative. Dans la séance suivante, Dujardin-Beaumetz, traitant le même sujet, s'est borné à plaider les circonstances atténuantes pour les condamnés de Jaccoud, et a demandé au moins grâce pour l'antipyrine. Je suis plus ambitieux et je me déclare partisan de la médication antipyrétique. Pour ses agents je ne demande pas grâce, mais justice. Ils comptent pour moi parmi les plus précieux de notre arsenal thérapeutique.

Ils ne s'adressent pas, en effet, comme on l'a dit et répété, à l'hyperthermie seule, mais à tous les éléments de la fièvre : céphalalgie, dyspnée, délire ou torpeur, malaises de toute sorte, tout cède en même temps que la température.

Un sujet est atteint d'une amygdalite aiguë, qui commence par un frisson, blentôt suivi de chaleur avec sécheresse de la peau, de céphalalgie, de soif ardente, de courbature, quelquefois de délire. Si vous l'abandonnez à lui-même, sous le prétexte que son amygdalite doit suivre son cours, cet état durera 36 ou 48 heures, quelquefois davantage. Au contraire, ayez recours à un agent antipyrétique et, en quelques heures, la température fléchira, et aussitôt disparaîtront tous les phénomènes fébriles gênants ; cependant l'amygdale n'aura cessé d'être tuméfiée et rouge, et aura même été recouverte d'un enduit blanchâtre simulant la diphtérie.

Au lieu d'une amygdalite, prenons une de ces fièvres éphémères, si communes chez les enfants et dont la cause nous échappe si souvent. Le petit malade est brûlant, la peau sèche, dans une somnolence presque continue, entrecoupée seulement par des moments d'agitation, pendant lesquels il réclame à grands cris de l'eau froide et repousse toute autre chose. Si on se borne à la médecine courante on lui appliquera des compresses sur le front et autour des poignets, et on enveloppera ses pieds d'ouate saupoudrée de moutarde et d'une feuille de taffetas gommé (1). En même temps on donnera une potion anodine pour attendre que la fièvre tombe ou qu'une maladie se déclare. Au lieu de cela donnez , en un petit lavement , un antipyrétique actif ; un quart-d'heure après, la peau de votre petit malade deviendra moite, peu à peu son agitation se calmera , il ne sera plus somnolent ni altéré, et, si vous repassez une heure et demie après, vous serez surpris de le trouver assis et jouant sur son lit, à côté de sa mère radieuse et rassurée. Je sais bien que le bien-être ainsi obtenu n'est pas durable ; que deux , trois, quatre heures après, l'enfant redeviendra grognon et que sa mère attentive pourra remarquer que sa face est pâle , son nez pincé , ses mains un peu froides ; mais qu'est-ce que cela veut dire ? que l'action du médicament est épuisée et que le moment est venu de donner une nouvelle dose, qui produira une nouvelle période de bien-être. Y a-t-il lieu de s'étonner de cela et ne voyons-nous pas toutes les actions s'épuiser, au bout d'un temps plus ou moins long , même chez les sujets sains ? cinq ou six heures après le déjeuner, nous éprouvons le besoin de diner, et chaque jour les mêmes heures ramènent les mêmes besoins.

Redonnez donc à votre enfant une dose d'antipyrétique et recommencez chaque fois que le besoin s'en fera sentir. A la grande joie de sa mère , vous le conduirez ainsi jusqu'à la fin de sa crise, pour son plus grand bien et pour le vôtre. De cela je ne parle pas *a priori*, ni par ouï-dire ; je l'ai souvent vu et pratiqué sans y trouver autre chose que de grands avantages.

Mais montons de quelques degrés et voyons comment agissent les antipyrétiques dans les maladies mieux caractérisées. Prenons une variole, par exemple : voilà , certes, une maladie fébrile s'il en est, et fatale dans sa marche ; l'expérience montre que la température a une continuelle tendance

---

(1) Cette pratique , très répandue , me paraît bien irrationnelle chez les fébricitants.

à monter et qu'il faut de fortes doses de médicament pour la modérer. Eh bien ! là encore les antipyrétiques réussissent. Pour ne pas faire un tableau de fantaisie, je cite un exemple :

Del...... Florimond, garçon de 13 ans. entre présentant les symptômes d'une variole. Dans sa famille, une de ses sœurs est atteinte. Il a de vives douleurs de tête et des reins, et des vomissements. Le thermomètre marque 40°3. On lui donne un antipyrétique et, graduellement, sa température s'abaisse jusqu'à 38°3, en même temps que se produit une abondante sueur. Ses vomissements cessent, sa céphalalgie et sa rachialgie s'apaisent et il s'endort. Trois heures après la température se relève et le malaise et les douleurs reparaissent ; une nouvelle dose d'antipyrétique produit le même effet que la première fois.

La même chose se passe dans le rhumatisme, la pneumonie, la fièvre typhoïde : à l'élévation de température correspondent les douleurs, la dyspnée, la somnolence ou l'excitation cérébrale ; à l'abaissement, artificiellement produit, une euphorie relative. J'en cite encore un exemple :

C'est une fillette atteinte de fièvre typhoïde. Sa température avait une invincible tendance à dépasser 40°, et chaque fois elle était rouge, abattue, la langue sèche, la respiration fréquente, le caractère irritable. Dès que sa température était artificiellement abaissée, elle devenait méconnaissable : gaie, causante, la figure naturelle, elle accusait un grand bien-être et s'intéressait à tout ce qu'on faisait autour d'elle.

Ces effets je les ai obtenus, d'une manière constante, quel que fût l'antipyrétique auquel j'avais recours. C'était au début avec l'acide phénique, c'est aujourd'hui avec l'antipyrine ou la thalline. Il y a quelques jours, j'étais appelé auprès d'un jeune enfant de 2 ans, atteint de fièvre intense depuis quelques heures, et en proie à des convulsions violentes. Sa peau était très chaude, son pouls très rapide ; les crises convulsives se reproduisaient avec une grande fréquence, l'inconscience était complète. J'attribuai ces accidents à la fièvre ; aussi, pour les combattre, j'eus recours à l'antipyrine dont je donnai 50 centigrammes en un lavement. En moins d'une demi-heure le calme renaissait et l'enfant s'endormait d'un sommeil paisible. Quelques heures après, la température s'étant relevée, on donnait un nouveau lavement, qui agissait aussi bien que le premier, et on ne voyait pas les convulsions reparaître.

Presque en même temps j'observais une petite épidémie de variole, dont quelques cas furent très graves. Parmi les sujets atteints étaient un étudiant en médecine et un jeune homme très intelligent, capable d'analyser ses sensations. Aux deux je donnai, pendant la période d'éruption, au moment où leur fièvre était le plus intense et leur malaise insupportable, 20 centigrammes de thalline. Ils eurent d'abondantes sueurs, leur température baissa de deux degrés et, en même temps, ils éprouvèrent un grand bien-être.

Je n'en finirais pas si je voulais citer tous les faits, anciens ou nouveaux, qui s'offrent à moi ; mais ceux-là suffisent, me semble-t-il, pour établir que les antipyrétiques, en abaissant la température, amendent tous les autres phénomènes fébriles. Cet amendement se constate même chez les sujets qui doivent mourir, et on a la joie ainsi de leur conserver l'espérance, en leur assurant quelques heures de répit qui ne sont pas à dédaigner.

Il est étrange que des faits aussi évidents aient passé inaperçus pour des observateurs habituellement clairvoyants, et je ne puis me l'expliquer que par la durée relativement courte du bien-être, qui se produit toujours entre deux visites, et qu'ils ne peuvent jamais directement observer. Longtemps je le méconnus moi-même, et ce n'est que lorsque je me décidai à passer de longues heures auprès des malades qu'il m'apparut. Aujourd'hui il est si bien connu par mes élèves, par les religieuses de mon service ou par les familles qui l'ont déjà observé, que, en présence d'une fièvre intense, on n'hésite pas plus à donner un antipyrétique, qu'on n'hésite à donner une potion salicylée à un rhumatisant. (1)

Ma démonstration serait finie si j'avais seulement voulu démontrer que les antipyrétiques ont une action utile ; mais j'ai aussi à établir qu'ils ne sont pas nuisibles comme on l'a prétendu.

Que leur reproche-t-on ?

De provoquer des sueurs profuses, qui affaiblissent les malades ;

D'abaisser la température au delà du degré cherché ;

D'ajouter des phénomènes toxiques aux phénomènes morbides ;

Enfin et surtout d'être sans action sur la durée, la marche et la terminaison des pyréxies et des phlegmasies.

Un mot sur chacun de ces points ; mais avant, qu'il me soit permis de dire qu'il est très peu de médicaments, même parmi les plus précieux, auxquels ne puissent être adressés de semblables reproches. A la morphine, par exemple, dont malades et médecins ne pourraient se passer, ne peut-on pas repro-cher :

De troubler les fonctions digestives ;

De produire, parfois, un sommeil ou une somnolence trop prolongés ;

De créer, chez les sujets qui en usent habituellement, un besoin auquel ils ne peuvent résister ;

Enfin et surtout de n'être qu'un palliatif auquel il faut de nouveau recourir chaque fois qu'on veut combattre l'insomnie ou la douleur ?

Et au chloral, et à l'iodure de potassium, et au bromure, et à l'arsenic ne peut-on pas adresser de semblables reproches ?

---

(1) C'est à dessein que je ne parle pas aujourd'hui de l'action préservatrice des antipyrétiques sur les tissus et les éléments anatomiques, que l'hyperthermie menace. J'ai l'intention de traiter ce sujet d'une manière complète dans une étude *sur la médication antipyrétique et ses agents.*

Ils ne suffisent donc pas pour nous faire renoncer aux antipyrétiques. Voyons, du reste, jusqu'à quel point ces reproches sont fondés.

1° *Les antipyrétiques produisent des sueurs profuses.* — Cela est vrai et il est même probable que ces sueurs jouent un rôle dans l'abaissement thermique, quoiqu'il puisse se produire sans elles ; mais ces sueurs, loin d'être toujours à craindre, sont souvent utiles. L'expérience montre que dans les pyréxies une circulation périphérique active, une peau moite ou même humide, indiquent une décongestion des viscères et sont de bon augure ; aussi, pour mon compte, je ne redoute pas les sueurs, surtout lorsque je remarque que c'est à mesure qu'elles apparaissent que le malade accuse du bien-être (1). Elles ne sont à craindre que chez les phtisiques, et chez eux il est souvent possible de les éviter en donnant de faibles doses d'antipyrine (2).

2° *Les antipyrétiques abaissent la température au dessous du degré voulu.* — Cette accusation est encore vraie, seulement ce n'est pas au médicament qu'il faut l'adresser, mais à celui qui l'administre. Il doit d'abord tâter la sensibilité de

---

(1) Les choses se passent ainsi, du reste, dans les accès de fièvre intermittente, où le malade éprouve une détente marquée lorsque arrive le stade de sueur.

(2) J'ai été surpris, en lisant la communication si sévère de M. Jaccoud sur la thalline, de l'interprétation qu'il donne de son action, et j'avoue que je ne puis me l'expliquer tant elle me paraît contraire aux faits. « Il semble, dit-il, que ces remèdes n'agissent qu'en empêchant la température d'arriver jusqu'à l'aisselle avec un degré réel, exactement comme s'ils provoquaient une forte contraction vasculaire à la périphérie. L'ischémie cessant avec la suppression de l'influence qui l'a causée, la chaleur envahit aussitôt les parties où elle avait été artificiellement réduite, et le thermomètre axillaire revient à son niveau initial. Ceci, bien entendu, à titre de simple hypothèse. » (*Sem. méd.*, n° 44). Même à titre de simple hypothèse je ne puis l'accepter, car à aucun moment on ne constate d'ischémie cutanée chez les malades qui sont sous l'action de la thalline ou de l'antipyrine ; au contraire la circulation de la peau est accrue et, si l'ischémie se montre, c'est seulement lorsque l'action antipyrétique est épuisée et que la température va se relever. Du reste, la température descend aussi bien dans le rectum que dans l'aisselle.

son sujet, et c'est elle qui lui permettra de fixer la dose qui convient. Il est à remarquer, en effet, que c'est par des mains inexpérimentées que les accidents ont été produits : au début j'ai eu plusieurs fois de l'hypothermie avec l'acide phénique, depuis je n'en ai plus observé. M. Jaccoud a produit un abaissement encore plus marqué avec la thalline ; il est probable que cet accident l'a instruit et qu'il n'a plus donné d'emblée de fortes doses. Il en est ainsi de tous les autres cas: On peut donc dire des agents antipyrétiques qu'ils doivent être maniés avec prudence et que les doses trop fortes produisent des accidents. Il n'y a là rien qui leur soit propre et pareille chose peut être dite de tous les médicaments actifs.

3° *Les antipyrétiques produisent des phénomènes toxiques.* — Que veut-on dire par là et quelle distinction fait-on entre les effets physiologiques, les effets thérapeutiques, et les effets toxiques? En somme, ce qu'il s'agit de savoir c'est si le remède n'ajoute pas au mal. Sur ce point, le doute n'est pas permis à quiconque a observé et sait manier les antipyrétiques.

4° *Les antipyrétiques sont sans action sur la marche, la durée et la terminaison des pyréxies et des phlegmasies.* — Rien ne me paraît moins justifié que cette proposition, malgré l'autorité scientifique de ceux qui l'ont émise. Il n'est pas douteux, en effet, que la marche des fièvres se trouve heureusement modifiée par l'emploi des antipyrétiques : elles sont moins graves et les complications sont moins fréquentes. Pour qui a observé sans parti-pris, ce point ne saurait être contesté.

Quant à la durée, il est plus difficile de se prononcer. Il m'a souvent paru, depuis que je fais usage des antipyrétiques, que les fièvres graves étaient abrégées et que les formes abortives étaient plus fréquentes, mais je ne puis assurer que ce soit seulement le fait de la médication. Ce qui est certainement moins fréquent, ce sont les complications, qui aggravent la maladie et la prolongent. On peut donc dire, sans crainte de se tromper, que les antipyrétiques diminuent indirectement la durée des fièvres en rendant les complications plus rares et moins graves.

La terminaison est aussi plus favorable. Cela ressort des statistiques publiées, en Allemagne et en France, cela résulte surtout des faits particuliers soigneusement étudiés. Que de fièvres n'ai-je pas vues dont l'allure a été profondément modifiée par la seule administration de quelques bains froids ou de quelques doses d'un agent antipyrétique !

Je me crois donc autorisé à soutenir, contrairement à certains maîtres mal informés ou prévenus :

1° Que les agents antipyrétiques, en modérant la température des fébricitants, modèrent tous les autres phénomènes fébriles ;

2° Qu'ils rendent les fièvres, non seulement moins pénibles pour ceux qui en sont atteints, mais aussi moins graves, puisque, en modérant l'hyperthermie, ils suppriment ou atténuent ses effets secondaires et rendent plus rares les complications ;

3° Que les inconvénients résultant de leur administration sont négligeables si on les compare aux avantages ;

4° Quant au choix de l'agent à employer, il doit être laissé au praticien, l'expérience ne permettant pas encore de dire si les bains froids ou tièdes sont supérieurs aux composés chimiques, et si l'antipyrine doit être préférée à la thalline ou aux autres agents.

Ce qui importe, c'est que tous les médecins sachent que la fièvre est un ennemi à combattre et que déjà on ne compte plus les malades soulagés ou sauvés par la médication antipyrétique.

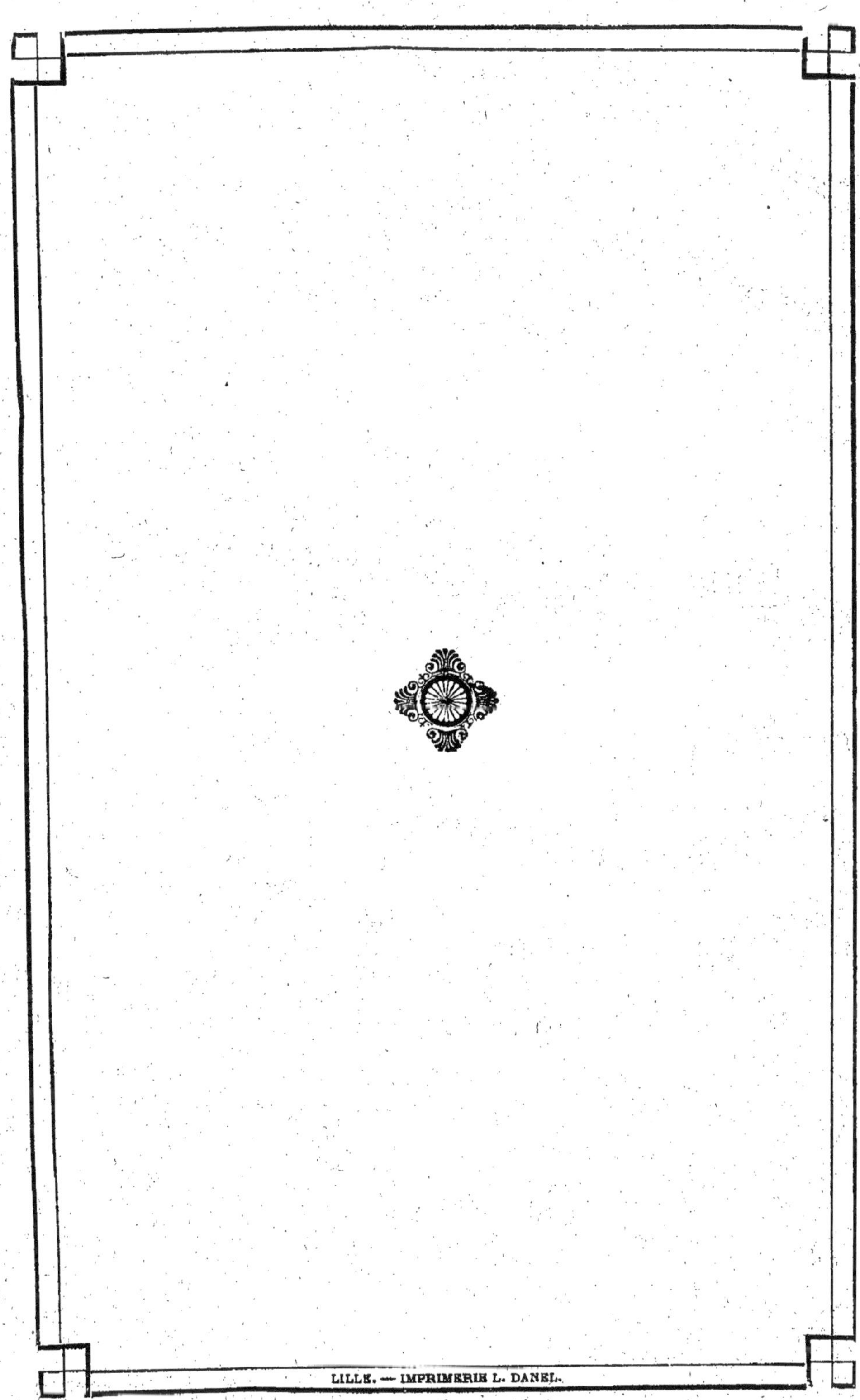

LILLE. — IMPRIMERIE L. DANEL.

www.ingramcontent.com/pod-product-compliance
Ingram Content Group UK Ltd.
Pitfield, Milton Keynes, MK11 3LW, UK
UKHW021722130726
13696UKWH00006B/2490